À bautrer.

AVIS

SUR LA

GUÉRISON DE LA GOUTTE,

DE LA GRAVELLE,

DES RHUMATISMES,

PAR DES MOYENS SIMPLES ET D'UN USAGE FACILE,

Par M. Abautret,

ANCIEN PHARMACIEN,

Ex-préparateur-adjoint des Cours de Chimie et de Pharmacie
de MM. Bouillon-Lagrange et Nachet ;
Pharmacien de l'École de Paris ;
Membre de plusieurs Sociétés savantes, etc.

PARIS.

IMPRIMERIE LE NORMANT, RUE DE SEINE, N° 8.

1841.

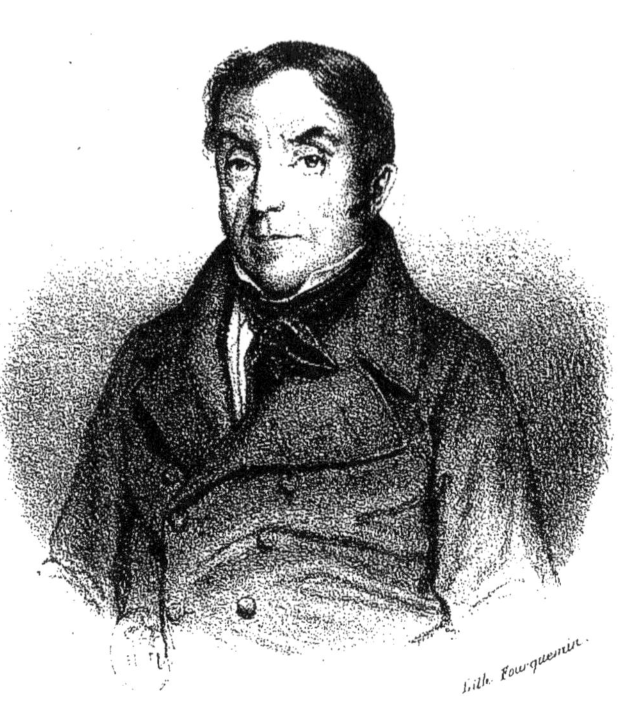

GUÉRISON DE LA GOUTTE,

DE LA GRAVELLE,

DES RHUMATISMES,

Par des moyens simples et d'un usage facile;

CONSULTATIONS SPÉCIALES

Tous les jours, excepté le dimanche, de midi à une heure et demie,

Par le Docteur-Médecin dirigeant l'Établissement médical, rue Sainte-Anne, 49 bis, près la rue Neuve-des-Petits-Champs.

FARINE ARABIQUE.

Cet aliment, tout à la fois tonique, léger et nutritif, dont les propriétés efficaces ont été constatées par de nombreuses expériences, est utile aux Goutteux et aux Graveleux; il convient également aux personnes à poitrine délicate ou à estomac irritable, aux enfans et aux convalescens.

Les diverses manières de préparer cet aliment sont indiquées dans un prospectus spécial.

Se vend chez le propriétaire, M. ABAUTRET, *Pharmacien breveté, rue Sainte-Anne, 49 bis.*

Nota. Les lettres et Mémoires à consulter, adressés francs de port à l'établissement de M. ABAUTRET, seront remis au Docteur-Médecin de cet établissement, qui répondra à l'adresse qui devra être bien indiquée.

PARIS. — IMPRIMERIE LE NORMANT, 8, RUE DE SEINE.

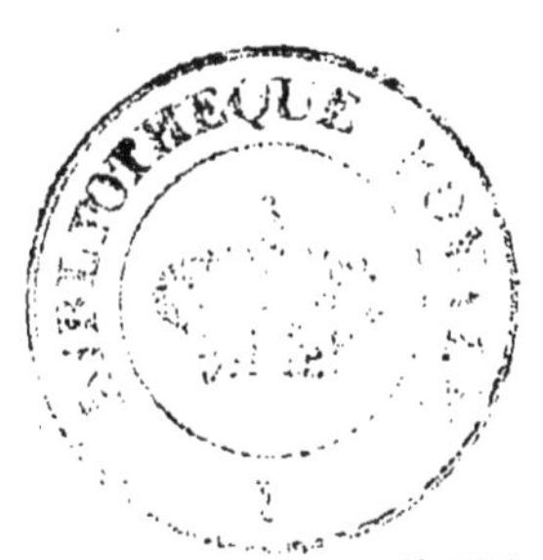

AVIS

AUX GOUTTEUX,

AUX GRAVELEUX, AUX RHUMATISANS.

Mes chers confrères, qui ne l'êtes plus, puisque je n'ai plus la goutte, je ne veux pas vous présenter de remède secret pour ne pas vous guérir, car ce ne serait pas nouveau. Je veux, par l'emploi d'une médication simple qui a été analysée, examinée et approuvée, et que je modifie suivant les ordonnances d'un docteur-médecin de la Faculté de Paris et professeur, je veux, dis-je, que, par l'emploi de cette médication et d'un régime de vie peu difficile à suivre, mais approprié à la maladie, vous guérissiez de ces cruelles affections. Vous en guérirez radicalement, si, avec constance et persévérance, vous faites parfois usage de l'Eau antigoutteuse et antigraveleuse. Si vous ne suivez qu'imparfaitement nos conseils, vous n'obtiendrez qu'une amélioration relative, mais très-sensible, ce qui est beaucoup.

On ne manquera pas de rire de notre prétention de guérir la goutte, lorsque les plus célèbres médecins de toutes les époques n'ont pu s'en débarrasser ; ce qui a fait regarder cette cruelle maladie comme incurable, comme un ennemi avec lequel il fallait se résoudre à vivre.

Moi, qui ai réussi à m'en débarrasser, j'ai lieu de m'étonner que l'on ait trouvé l'application certaine du mercure, du quiquina, de la vaccine, et de nos jours du sulfate de quinine, et que pour la goutte, qui peut être étudiée à tout instant, on ne soit pas arrivé, ne fût-ce que par tâtonnemens, à trouver plus tôt un remède efficace.

Je me rattache à l'art de guérir; mais, n'étant pas médecin, je m'abstiendrai de tous mots scientifiques; j'en pourrais faire une fausse application. Je parlerai le langage que je connais, et qui, je l'espère, sera compris de tout le monde; et je serai bref autant que possible; je ne citerai pas de certificats, tout le monde en a ou peut en avoir.

Je ne vous entretiendrai pas de l'hygiène, de la nutrition, etc., etc. Je ne chercherai pas à vous expliquer la nature de la goutte, ni comment il se fait qu'on en guérit. Pour moi, on doit arriver à guérir si on détruit la cause du mal.

La recherche de la cause est encore une science souvent problématique, dont je ne puis m'occuper pour les autres. C'est à chacun, seul, ou aidé de son médecin, à s'examiner pour trouver la cause, et aussitôt la détruire, si c'est en son pouvoir.

Par exemple, qu'un homme paisible, de bonnes vie et mœurs, qui, par état ou par habitude, fait usage de vin pur et de liqueurs fortes, soit goutteux, quelle en peut être la cause? C'est probablement le vin et les liqueurs fortes! qu'il les supprime ou qu'il n'en fasse qu'un usage modéré.

L'ambitieux, le fougueux, le luxurieux, l'intempérant, le philosophe, doit l'attribuer à son ambition, à sa fougue, à sa lubricité, à son intempérance, à son trop d'assiduité au cabinet ou à l'étude. S'il se modère, la cause cessant, l'effet diminuera, et à l'aide de moyens doux employés pour faciliter ou obliger l'humeur goutteuse à évacuer les viscères et autres organes qu'elle avait envahis, il se guérira.

Dans les années abondantes en fruits, on voit non-seulement les enfans, mais des adultes, en manger une si grande quantité qu'ils en sont très-malades. J'en ai vu qui avaient été complétement envahis par les vers. Ceux qui envahissaient l'estomac les étouffaient, ceux des intestins leur occasionnaient des coliques épouvantables. Ici, la cause étant d'abord connue, que faire? ne pas manger de fruits, prendre quelques vermifuges pour tuer les vers, et mettre ainsi l'ennemi hors de la place. Mais la nécessité, ou plutôt la tentation, oblige à recommencer; eh bien, de temps à autre, faites usage d'un vermifuge, et ne vous laissez pas envahir.

Il en faut faire ainsi, c'est-à-dire d'une manière analogue, pour la goutte et la gravelle... Commencez par faire le traitement nécessaire pour les guérir; nous vous en offrons le moyen, et, de temps en temps, faites usage de nos antigoutteux et antigraveleux. Cela ne demandant aucune préparation, vous conserverez votre santé, sans, pour ainsi dire, vous en apercevoir.

Vous entendez bien ce préliminaire, mais je n'ai pas la présomption de vous avoir convaincu. Vous le serez, je l'espère, quand j'aurai fini de vous raconter ma propre histoire, à laquelle je me bornerai, ne voulant pas écrire un volume; assez d'autres en ont fait.

Par où commencerai-je? Si je ne vous dis qu'à la fin qui je suis, vous pourrez d'abord être émerveillé;

puis, rejetant l'idée du miracle qui vous était apparue, me prendre pour un menteur. Ce serait une impression fâcheuse.

Il vaut donc mieux que je commence par me faire connaître; vous verrez que mes essais, mes tâtonnemens, comme ceux de Jenner, docteur anglais qui a découvert la vaccine, ont été, vu ma position, tout naturels, que je n'ai pas dû courir de grands risques, qu'enfin il n'y a rien de bien merveilleux.

Je suis d'une taille peu élevée, d'un tempérament sanguin, très-actif, vif, emporté, travaillant avec trop d'ardeur, voulant arriver trop vite; enfin je n'avais pas mal d'ambition. J'étais donc bien prédisposé pour avoir la goutte; n'ayant combattu aucune des causes, je devais avoir la goutte, et je l'ai eue.

J'étudiai avec ardeur diverses sciences, j'y fis des progrès. En 1806, j'étais préparateur adjoint des cours de chimie et de pharmacie, professeurs MM. Bouillon-Lagrange et Nachet. Dans cette année, je fus reçu pharmacien, et j'eus la satisfaction de voir le célèbre Vauquelin, président, me tendre la main en disant: « Monsieur, je suis content de vous. »

Avec mon ardeur ordinaire, je donnai dans les affaires; pharmacie, droguerie, laboratoire, cabinet, voyages, j'étais à tout. A trente ans, j'éprouvai de grands chagrins, je perdis ma femme; femme charmante, capable, s'occupant des affaires. Quelques mois après, c'était un dimanche, mon pied droit devint enflé, rouge, je ne pouvais marcher. Le médecin ordonna un bain. Je me mis au lit, me promettant bien que le lendemain je n'y resterais pas. Dans la nuit, augmentation de douleurs; les deux pieds furent pris. « Qu'est-ce que cela veut dire, docteur? aurais-je la goutte?—Cela y ressemble assez.—Trouvez le moyen de la faire passer, car il faut que j'aille en voyage. »

Mon impatience augmentait mon mal. Au bout de quinze jours, je partis dans une voiture de poste, avec des chaussons de goutteux, et j'allais ainsi chaussé et avec des béquilles, quelquefois monté sur un cheval, voir mes cliens. Je fus six mois sans pouvoir mettre ni bottes ni souliers, et disons tout de suite que cela m'est arrivé plusieurs autres fois.

Je prétendais que je ne devais pas avoir la goutte, que je n'avais rien fait pour en être gratifié, que je finirais par la lasser et la détruire en la combattant par les remèdes violens alors prônés, et en la promenant sans ménagement.

Pendant près de dix ans, je fis usage de tous les remèdes secrets préconisés comme infaillibles, et de de ceux que je composais, sans m'occuper de rechercher quelle pouvait être la cause de mon mal. Je fis donc usage de l'eau d'Husson, teinture de gayac, teinture de résine de gayac, teinture de colchique, élixir antigoutteux du docteur Villette qui écrivit un gros volume, qu'ainsi que son elixir, j'achetai fort cher, et qui était trop long pour que j'eusse la patience de le lire; le remède de Pradier, tout aussi insignifiant, etc.

Le mercure en mes mains était sans inconvénient; j'ai essayé aussi les cataplasmes de farine de graine de lin, les résolutifs, haricots, lentilles, laudanum de Sydenham... j'usais de tout.

L'eau d'Husson et la teinture de colchique me faisaient passer la goutte ou reculaient l'attaque. Si je calculais que je devais tel jour payer de ma personne, j'avalais une fiole, et pour l'ordinaire la goutte attendait; mais rien pour rien : je payais chèrement ses complaisances.

Mon mal empirait; les pieds d'une sensibilité extrême, les mains très-douloureuses dans les articulations; des nodus paraissaient et disparaissaient. Mes urines étaient chaudes, souvent chargées d'un sédiment graveleux, abondant, qui se précipitait par le refroidissement. Cette position n'était pas tenable.

Je vins à la raison; je m'examinai. Je n'avais à me plaindre ni des médecins ni des goutteux; j'avais eu des relations fréquentes avec les uns et les autres. Je les avais consultés plutôt par curiosité et pour en faire à ma tête, que par intention de suivre leurs prescriptions, puisque je savais qu'elles ne guérissaient pas. Je me rappelai que j'avais eu trois maladies, toutes les trois fièvre inflammatoire, fièvre chaude la nommait-on alors; qu'en Amérique, comme dans le Levant, on m'avait fait force saignées et mis à la diète, et qu'au bout de quinze jours, trois semaines, j'avais repris mon service. Ainsi, dis-je, la vie a toujours été trop active chez moi, il faut la tempérer. Il en est de même de ma pétulance et de mon travail qui sont forcés. Il faut à tout cela une réforme radicale; je dois en avoir le courage et je l'aurai.

Je pris un associé que je chargeai des voyages; je supprimai tous les remèdes intérieurs dont je faisais usage; de même du vin, de la liqueur, du café, comme ne faisant qu'irriter. La viande trop nourrissante faisant trop de sang ne fut pas supprimée, mais je m'observai à n'en manger qu'une fois par jour, et à faire usage d'une farine analeptique (arabique) que je composai de substances alimentaires végétales, exotiques.

Je me dis encore: j'avais prétendu qu'en brusquant la maladie j'en aurais promptement raison, elle a résisté et je me suis fait mal. Ce mal ne pouvant se réparer que lentement, il me faut persévérer dans le régime contraire que je m'impose. Si j'ai bien deviné le mal, la cause ne doit pas augmenter, puisque je la détruis, mais il me faut trouver moyen de procurer une issue à l'humeur goutteuse qui existe.

La sueur doit être un moyen, commençons par là. Il faut la provoquer en buvant de l'eau chaude, excellent dissolvant, en me couvrant bien et en ne me levant pas si matin; parfois un bain, et je verrai venir.

J'adoptai les sabots pour bien m'isoler du froid et de l'humidité provenant du dallage en pierre ou en carreau que je trouvais partout. Je ne veux pas vous dire qu'il faille que vous portiez des sabots, mais bien que, par un moyen quelconque, tel que des socques, vous évitiez le froid et l'humidité aux pieds.

Bientôt ce changement subit me parut d'un bon effet. Je ne buvais que de l'eau tiède, je la trouvais bonne et les bains m'étaient agréables. Le mal me semblait stationnaire; le moment me paraissait prochain où je devrais essayer quelques médications simples, rien d'irritant pour stimuler l'évacuation des humeurs goutteuses et graveleuses. Pourquoi n'en trouverai-je pas? Divers spécifiques n'ont-ils pas été trouvés par hasard ou par tâtonnemens!

Quelques mois après, il me vint une altération extrême; je l'attribuai aux sueurs. Mes articulations étaient moins douloureuses, il fallait continuer. Je le fis, mais il arriva un temps où je ne le pouvais plus, j'étais obligé de changer de breuvage. Revenir à l'usage du vin, j'étais persuadé qu'il m'était contraire (guéri, je suis revenu à son usage, mais modéré).

Je délibérai, et je me dis : il paraît que tout l'effet que devait produire l'eau tiède pure est produit; il me faut chercher quelque autre boisson anodine ennemie de l'humeur goutteuse, qui la fasse évacuer. J'ai tout sous la main; libre d'agir sans contrôle, je ne ferai rien qui puisse me tuer trop vite; je ne puis expérimenter sur un meilleur sujet et plus à ma portée que moi-même. En conséquence de cette résolution, je mitigeai mon eau et les cataplasmes que de temps en temps j'employais. Je tâtonnai; mes succès furent divers, mais j'arrivai. J'éprouvai un mieux sensible; je persistai prudemment. La gravelle et la goutte se civilisèrent peu à peu, et enfin disparurent. Il y a de cela plus de vingt ans. Il ne m'est resté de marque de la goutte qu'un doigt croche, au pied gauche, qui ne me fait aucun mal.

Il y a onze ans que, pour ainsi dire subitement, j'éprouvai un désastre épouvantable; tout mon être fut bouleversé; j'eus des attaques de nerfs; mes jambes ployaient sous moi, je tombais. Je fus atteint d'une fièvre inflammatoire qui se porta au cerveau ; deux jours je battis la campagne; j'étais dans le plus grand danger; les saignées, les sinapismes ne furent pas épargnés. Je me rétablis; mais la cause de ces maux existant toujours et ne pouvant la détruire, je fus pris de violentes douleurs. Je crus que j'allais avoir la goutte.

Je connaissais par mes précédentes recherches une médication simple, mais puissante et efficace; confiant dans les heureux résultats qu'avaient obtenus ceux qui avaient suivi mes conseils, je l'employai et je n'eus pas la goutte. J'en fus quitte pour quelques douleurs passant subitement, comme l'étincelle électrique, d'un bras dans un autre.

Si à cela vous joignez l'observation qu'en général les goutteux sont graveleux et réciproquement, vous en conclurez, comme j'ai cru devoir le faire, que la goutte, la gravelle, les coliques néphrétiques et les rhumatismes doivent se traiter par les mêmes moyens, modifiés suivant le cas et le sujet. Quoique ces mala- dies aient un caractère de douleur particulier, et que généralement elles ne proviennent pas toutes des mêmes causes, des remèdes sortis du même fond les guérissent [1].

De citer des faits autres que ceux qui me sont per- sonnels ; de décrire les douleurs de la goutte, de la gravelle et des rhumatismes, de citer les auteurs qui, depuis Hippocrate, en ont parlé, pour démontrer qu'elles ne sont pas les mêmes, serait facile ; mais ce serait augmenter cet écrit sans profit pour le but que je me suis proposé.

Maintenant que je vous crois assez robustes pour bannir de vos esprits cette idée fausse, à savoir : que l'on ne peut guérir la goutte ni la gravelle, je vais, généralement parlant, vous indiquer comment vous devez vous traiter avec efficacité et sans inconvéniens.

Votre premier conseiller doit être votre estomac ; ne le contrariez pas par trop d'alimens ou par tel ali- ment que ce soit qui lui occasionnerait des rapports, preuve d'une digestion difficile ou mauvaise. Tel ali- ment qui convient à l'un ne convient pas à l'autre.

Le second doit être votre médecin ; confessez-vous

---

[1] Parlant de rhumatisme, je dois laisser aux médecins et aux érudits le soin de mentionner les ligamens, les membranes.... que quelquefois il affecte. N'en parlant que d'une manière générale et intelligible pour tout le monde, je dirai que le rhumatisme est très-distinct de la goutte proprement dite. Celle-ci se porte principalement sur les articulations et les os. Le rhumatisme agit sur les muscles ; il est pour le plus souvent, si j'ose m'exprimer ainsi, entre peau et chair, et c'est parce qu'il agit sur les muscles, qui alors tendent à se contracter, que la chaleur et la pression par un serrement quelconque lui conviennent.

Il arrive que le rhumatisme se confond avec la goutte, ou peut-être qu'on est atteint à la fois des deux affections, auquel cas on le nomme rhumatisme goutteux. Cela explique pourquoi l'expérience a appris qu'en général le rhumatisme devait être combattu par des moyens analogues à ceux employés pour guérir la goutte.

bien à lui et il vous dirigera bien. Cela est d'autant plus nécessaire qu'à la goutte il peut se trouver jointe une autre maladie.

J'ai vu les personnes m'appliquant des cataplasmes me plaindre parce qu'elles voyaient que mes pieds ou mes genoux étaient plus entêtés. Vous vous trompez, leur disais-je, ça va mieux. Je le sentais ce mieux; les douleurs étaient moins poignantes. Le gonflement provenait des remèdes qui opéraient. Le médecin aurait fait une réponse semblable, et le malade inquiet eût été tranquillisé.

Mais tout en recourant au médecin, il faut avoir une volonté arrêtée et ne pas tergiverser, il faut lui dire : Docteur, je désire être traité par les eaux, les bains et les cataplasmes antigoutteux et antigraveleux dits d'Abautret, faire usage de sa farine arabique, et, au besoin, consulter le docteur-médecin de son établissement, ainsi qu'il est indiqué dans sa notice, qui, du reste, vous laisse toute latitude.

Et moi, tout convaincu que j'étais de l'infaillibilité de mon remède et de sa facile application à toutes les époques et périodes de la maladie, je n'ai pas voulu en faire un remède secret, il est resté magistral, parce que la raison s'oppose à ce que, dans une même maladie le même remède convienne, sans modification, à tous les individus. Le principal, le fond, si j'ose m'exprimer ainsi, étant trouvé, l'édification sur ce même fond doit dépendre de ce qu'on se propose de faire, c'est-à-dire du tempérament si variable des malades. Tel le quinquina, qui est le spécifique par excellence contre la fièvre, et qui s'administre sous vingt formes différentes.

J'ai donc fait part de mes observations à un docteur-médecin, observateur attentif et praticien habile, afin que, dans sa pratique, il vérifiât si l'expérience que j'avais faite coïncidait avec les saines doctrines de la science, et je m'engageai à exécuter ses ordonnances en ma qualité de pharmacien de l'Ecole de Paris. Son expérimentation ayant produit les plus heureux résultats, j'invite les malades à le consulter verbalement ou par écrit, en s'adressant à mon Établissement, rue Sainte-Anne, 49 *bis*. Il visite également les malades à leur domicile.

Mais n'est-ce pas là ce que font chaque jour les médecins les plus recommandables, en employant par prédilection, et en les modifiant suivant les cas, certaines substances médicamenteuses auxquelles ils ont reconnu plus d'efficacité qu'aux autres? Leur secret est dans leurs ordonnances chez le pharmacien qui en est le dépositaire. Telle est ma position.

Enfin pour ma Farine arabique, qui n'est qu'un accessoire qui ne varie pas, je n'ai pas cru devoir l'offrir au public avant de l'avoir soumise à l'autorité compétente, c'est-à-dire à d'anciens pharmaciens et à des médecins qui en ont fait usage, et qui, convaincus de ses qualités bienfaisantes, l'ont conseillée à leurs amis, et l'ont ordonnée et l'ordonnent chaque jour à leurs malades; et plus particulièrement ce n'a été qu'après l'avoir conseillée à ses malades et en avoir reconnu les bons effets, qu'un savant professeur et praticien n'a pas demandé mieux que de s'associer à sa propagation, en acceptant les fonctions de médecin de ma maison de santé, et en donnant à mon Établissement, rue Sainte-Anne, 49 *bis*, tous les jours, les dimanches exceptés, de midi à une heure et demie, des consultations spéciales pour la goutte, la gravelle, les rhumatismes et leurs diverses complications.

Ce sera ce docteur-médecin qui répondra aux observations ou consultations médicales verbales ou écrites. Dans ce dernier cas, la lettre du malade ou mémoire à consulter du médecin devront m'être adressés, *francs de port*, rue Sainte-Anne, 49 *bis*.

Propriétés de l'Eau antigoutteuse et antigraveleuse, dite d'ABAUTRET, composée et modifiée suivant les ordonnances du docteur-médecin.

POUR LA GOUTTE.

1°. Elle agit avec une égale efficacité dans les diverses formes de la goutte;

2°. Elle prévient le retour de cette maladie;

3°. Elle détruit l'engorgement et l'empâtement des articulations, les nodosités des ligamens, les concrétions tophassées, les contractures des tendons;

4°. Elle rend les mouvemens aux articulations immobilisées par cette maladie.

POUR LA GRAVELLE ET LES COLIQUES NÉPHRÉTIQUES.

1°. Elle détruit le principe graveleux;

2°. Elle prévient cette maladie;

3°. Elle dissipe les douleurs néphrétiques.

Manière de traiter les maladies connues sous les noms de GOUTTE, GRAVELLE, COLIQUES NÉPHRÉTIQUES, RHUMATISMES, par les préparations magistrales antigoutteuses, antigraveleuses, antirhumatismales, dites d'ABAUTRET.

Pour permettre d'approprier le traitement aux dispositions et susceptibilités individuelles, ces préparations magistrales, sous diverses formes, portant la signature et le cachet de M. Abautret, pharmacien, se composent:

1° De l'Eau antigoutteuse et antigraveleuse, en

bouteilles de litre d'une forme particulière. Il sera bien de les tenir couchées comme si c'était du vin. Elle est de trois degrés différens qui se distinguent par les numéros 1, 2, 3.

N° 1 du prix de   1 fr. 50 c.
       2   1   75
       3 . . . .   2 fr.   »

2° De Poudre pour les bains, en paquet du poids de 500 grammes, en double sac de papier, un blanc et un bleu, étiqueté : *Poudre pour bain*, du prix de 1 fr. 50 c.

3° De la Farine résolutive antigoutteuse, antigraveleuse, pour cataplasmes, du poids de 500 grammes en double sac, l'un blanc et l'autre gris-brun, étiqueté : *Farine résolutive*, du prix de 1 fr.

4° De la Farine antirhumatismale pour cataplasmes, crêpes ou galettes, du poids de 500 grammes en double sac, l'un blanc et l'autre gris-clair, étiqueté: *Farine antirhumatismale pour cataplasmes, crêpes ou galettes*, du prix de 1 fr. 50 c.

5° De la Farine arabique pour aliment, en flacons de verre blanc, ne ressemblant à aucun autre, étant grands, carrés à pans coupés, portant dans le verre même les mots : *Far. arabique*, du prix de 3 fr. avec l'instruction.

MÉDICATION.

A moins d'une grande répugnance, les malades devront préférer les boissons chaudes. Si on fait tiédir l'Eau antigoutteuse, ce devra être dans un vase fermé, et de préférence au bain-marie.

On devra boire une bouteille par jour d'Eau antigoutteuse et antigraveleuse, en commençant par le n° 1 : un verre le matin à jeûn, une heure au moins avant le déjeûner; un verre deux heures après le déjeûner; le troisième verre à trois heures environ de l'après-midi; le quatrième verre le soir en se couchant (le litre contient quatre grands verres : si l'estomac était contrarié d'en tant boire, on devra en boire moins). Du sucre peut sans inconvénient être ajouté à chaque verre.

Après avoir fait usage pendant huit jours de l'Eau antigoutteuse et antigraveleuse du degré n° 1, on passe au degré n° 2, dont on use également pendant huit jours. Après ce laps de temps, on passe au degré n° 3, et pendant tout le reste du traitement on ne se sert plus que de l'Eau antigoutteuse et antigraveleuse du degré n° 3. (On ne devra pas s'étonner si quelques flocons paraissent dans le liquide qui, suivant l'ordonnance du médecin, pourra également varier de couleur.)

On devra faire usage de deux bains par semaine; l'état du malade pourrait cependant parfois en exiger davantage. La durée d'un bain sera d'une heure dans la quantité d'eau nécessaire pour un bain tiède ordinaire. Au moment même de se mettre dans le bain, on jettera dans la baignoire (elle n'en éprouvera aucun dommage) deux paquets de Poudre antigoutteuse et antigraveleuse. Après six bains, on pourra, suivant l'état du malade, ajouter un autre paquet de Poudre antigoutteuse; au lieu de deux, en jeter trois dans la baignoire.

Les cataplasmes avec la Farine résolutive antigoutteuse se font comme on fait tous les cataplasmes, et s'appliquent sur la partie douloureuse. S'ils font trop souffrir, on les ôte. Il peut arriver qu'on ne puisse rien supporter, à peine une légère couverture.

On pourra aussi essayer les cataplasmes, même la crêpe, faits avec la Farine antirhumatismale [1].

Le malade consultera son médecin pour savoir s'il doit augmenter, diminuer ou même suspendre mo-

---

[1] Pour les rhumatismes aigus chroniques, le traitement intérieur demande quelquefois l'emploi de médicamens que l'on ne peut sans inconvénient laisser à la discrétion du malade ; cette raison m'empêche de les indiquer. Mon docteur-médecin, en ayant fait une étude toute particulière, satisfera à toutes les demandes ; mais j'indiquerai, d'après ma longue expérience, une médication infaillible pour le plus grand nombre de cas. Elle est si simple et si populaire que certaines personnes trouveront déplacé que je la consigne dans cet écrit. Qu'importe leur critique, si je rends service !

Notre Farine antirhumatismale est infaillible, et l'on ne peut trouver un remède plus souverain et à meilleur marché. Deux fortes cuillerées à bouche de cette Farine toute particulière, étant bien délayée dans environ un décilitre et demi d'eau (un moyen verre), font une crêpe épaisse.

Les personnes sujettes aux rhumatismes doivent éviter autant que possible les refroidissemens. Elles doivent être vêtues chaudement, en ayant bas, caleçon, gilet ou camisolle de laine, et lorsqu'il fait froid, des genouillères ;

Eviter les excès et tous les alimens et les boissons susceptibles d'agiter les nerfs et de troubler la digestion ; éviter avec soin l'humidité et le froid aux pieds, comme pour la goutte.

Pour plus de clarté, je diviserai l'état de la maladie en trois degrés :

1°. Une douleur légère. Il suffit d'y appliquer une peau de lièvre ou d'agneau, ou de cygne etc. que je fais préparer à cet effet, et de se promener ; l'agitation produisant friction et transpiration, la douleur disparaît.

2°. La douleur étant plus prononcée, on devra, par une attache quelconque, serrer fortement la peau dont on fait usage sur la douleur. Ou bien, supprimant la peau, ou agissant concurremment avec elle, on appliquera sur l'endroit douloureux une crêpe un peu épaisse et bien chaude faite avec la Farine antirhumatismale appliquée à nu ou entre deux linges. On l'attache en serrant bien, et on vaque à ses affaires. Certains rhumatismes dans les reins ne veulent pas être brusqués ; ils demandent le lit et le médecin.

3°. La douleur exigeant qu'on se mette au lit, on mangera peu ou pas. On boira, comme il est indiqué pour la goutte, une ou deux bouteilles de l'Eau antigoutteuse n° 1 ou 2. On chauffera le rhumatisme, c'est-à-dire l'endroit douloureux, à l'aide d'une brique chaude ou d'une bouteille (celles en grès sont préférables) remplie d'eau bouillante. On appliquera sur la partie souffrante un cataplasme ou une crêpe un peu épaisse, faite avec la Farine antirhumatismale, que l'on tiendra suspendu jusqu'à ce qu'il soit refroidi à la température du corps. On l'y appliquera et on l'y maintiendra par une attache quelconque, en serrant bien.

J'ai toujours vu réussir ces moyens, qui peuvent n'être que les accessoires d'une médication intérieure jugée nécessaire par le médecin, tandis que j'ai souvent vu échouer les fumigations, les baumes oppodeldoc.... et divers linimens beaucoup plus recherchés, j'en conviens.

Nota. On trouve à mon Etablissement les diverses peaux, genouillères, serre-cuisses, etc. que j'ai fait confectionner et préparer pour les rhumatismes et la goutte.

mentanément le traitement. On ne peut indiquer au juste ce qu'il convient de faire. Au fait, il faut aller sans contrarier, sans rebuter son estomac. S'il est fatigué, il faut suspendre et donner au remède le temps d'opérer. L'estomac reposé, il reprendra ses fonctions avec plus d'activité. Je ne saurais trop engager les malades à faire usage, d'abord comme aliment principal, et ensuite comme aliment secondaire, de ma Farine arabique, ainsi que je l'ai indiqué dans la Notice la concernant.

Bien des personnes abandonnent le traitement aussitôt qu'elles ne souffrent plus; elles ont grand tort : car un soin important à prendre, c'est de prévenir les récidives, c'est-à-dire le retour de la maladie. Pour atteindre ce but, il faut pendant un temps plus ou moins long, suivant l'ancienneté de l'affection, faire usage, tous les mois pendant dix jours, de l'Eau antigoutteuse et antigraveleuse dite d'Abautret. Pendant ce même laps de temps, le malade fera bien de prendre trois bains tièdes contenant chacun deux paquets de Poudre antigoutteuse et antigraveleuse.

DU RÉGIME.

Je dirai franchement que je suis partisan de la diète et de l'eau chaude pendant les attaques ou lorsque l'on éprouve une petite fièvre. Je repousse les potions de mauvais goût, souvent nauséabondes. Mais l'eau chaude, disent quelques personnes, fait vomir : si vous êtes dans ce cas, faites une légère infusion de fleurs de violette, de tilleul, de mauve, de l'eau panée, etc., suivant votre goût.

Passant à l'état normal de la maladie, je dis qu'on devra s'abstenir de vin pur, de liqueurs fortes et de café; rarement user des alimens très-substantiels, tels que les viandes brunes, bœuf, mouton, etc.; préférer les viandes blanches, veau, poulet et les légumes; ne pas manger de fruit et de salade. Pour les alimens, le malade doit observer et consulter son estomac; mais je ne saurais trop l'engager à faire un usage constant de ma Farine arabique, analeptique et pectorale, dont j'ai fait usage avec tant de succès: c'est là un aliment agréable, léger, d'une digestion facile et qui, par des principes toniques, possède certaines propriétés spéciales.

Lorsque j'étais malade, les médecins me défendaient les crudités; théoriquement ils avaient raison, mais je mangeais de la salade, parce que mon estomac la digérait tellement bien, que je ne pouvais croire qu'elle me fût contraire. Je ne dis pas que j'ai eu raison, je raconte.

Je n'ai pas l'intention de prêcher l'insubordination, mais bien d'avertir que l'on doit se consulter, puis s'observer pour ne pas trop manger, sans tenir trop rigoureusement au régime, mais toujours y revenir, si parfois on s'en écarte.

Si de passer brusquement de l'usage du vin à l'eau étonne trop l'estomac, on commencera par mettre moitié eau, puis les trois quarts.

Je finis par rappeler aux personnes affectées de la goutte ou de douleurs quelconques, qu'elles doivent être vêtues chaudement, éviter l'humidité et le froid aux pieds, aux genoux et même aux coudes. Outre la chaussure aisée, les bas, les caleçons, les gilets ou camisoles de laine sur la peau, il convient, dans les jours froids, d'avoir des genouillères et au lit de grands bas de laine.

Sans se gêner par trop de chaleur (ce serait un inconvénient), il faut éviter le froid, en provoquant une douce moiteur.

Toutes ces précautions sont faciles : on peut les prendre sans que personne s'en doute ; la preuve que je puis en donner est moi : je prends ces précautions, ce qui ne m'empêche pas de voyager de toutes manières et dans toutes les saisons, avec un bagage fort ordinaire. Une exploration à pied de huit à dix lieues dans la journée ne me fait pas peur ; mais je me mets à mon aise. Ma chaussure est aisée, et comme en marchant on s'échauffe, si j'ai mes genouillères, que j'aie trop chaud, je les ôte et les mets dans ma poche. Ai-je encore trop chaud, je me dépouille de mon habit et le mets sur mon épaule.

Tout le monde pouvant faire comme j'ai fait et comme je fais, j'ai eu raison de dire, au commencement de cette Notice, que je n'avais rien fait qui fût bien merveilleux en trouvant le moyen de guérir de la goutte, de la gravelle, des rhumatismes. Faites comme j'ai fait et comme je fais.

Les malades à Paris peuvent être traités à leur domicile ou dans la maison de santé dépendant de mon Établissement, et qui est d'une grande ressource pour les personnes de province.

On trouve à mon Établissement médical, rue Sainte-Anne, 49 *bis*, près la rue Neuve-des-Petits-Champs, des peaux, des genouillères, des serre-cuisses que j'ai fait confectionner et préparer pour les personnes affectées de goutte, de rhumatismes ou de douleurs quelconques. Toutes ces affections demandent de la chaleur.